CHOLÉRA

MODE DE PROPAGATION

ET

MOYENS PRÉSERVATIFS

PAR

FÉLIX BOUREAU

DOCTEUR EN MÉDECINE,

CHEVALIER DE L'ORDRE ROYAL DE CHARLES III D'ESPAGNE,
ANCIEN INTERNE DES HOPITAUX ET HOSPICES CIVILS DE PARIS,
LAURÉAT DE LA SOCIÉTÉ MÉDICO-PSYCHOLOGIQUE (1853),
MÉDAILLE D'ARGENT (CHOLÉRA DE 1854),
MEMBRE DE LA SOCIÉTÉ ANATOMIQUE, ETC., ETC.

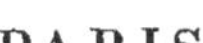

PARIS
ADRIEN DELAHAYE, LIBRAIRE-EDITEUR
PLACE DE L'ÉCOLE-DE-MÉDECINE

1868

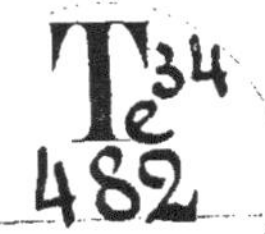

CHOLÉRA

MODE DE PROPAGATION

ET

MOYENS PRÉSERVATIFS

PAR

FÉLIX BOUREAU

DOCTEUR EN MÉDECINE,

CHEVALIER DE L'ORDRE ROYAL DE CHARLES III D'ESPAGNE,
ANCIEN INTERNE DES HOPITAUX ET HOSPICES CIVILS DE PARIS,
LAURÉAT DE LA SOCIÉTÉ MÉDICO-PSYCHOLOGIQUE (1853),
MÉDAILLE D'ARGENT (CHOLÉRA DE 1854),
MEMBRE DE LA SOCIÉTÉ ANATOMIQUE, ETC., ETC.

PARIS

ADRIEN DELAHAYE, LIBRAIRE-EDITEUR

PLACE DE L'ÉCOLE-DE-MÉDECINE

1868

CHOLÉRA

MODE DE PROPAGATION

ET

MOYENS PRÉSERVATIFS

INTRODUCTION

Depuis que le choléra asiatique a fait son apparition en Europe, de nombreux travaux ont été faits sur cette cruelle maladie, tant en France qu'à l'étranger, et les avis les plus divers sur sa nature, son origine et son mode de propagation, ont été tour à tour émis par les différents praticiens qui se sont occupés de cette redoutable affection.

A l'époque de sa première invasion (1831, *Vienne*, *Berlin;* 1832, *Paris*), l'opinion du corps médical fut presque unanime pour repousser la transmissibilité, et attribuer à la seule influence épidémique tous les cas qui révélaient un principe contagieux. Cette croyance affirmée, soutenue et discutée par les médecins les plus éminents, était restée un fait acquis à la science, quand des recherches nouvelles, faites avec un soin minutieux pendant les épidémies de 1849, 1854, et particulièrement en 1865 et 1866, vinrent démontrer d'une façon péremptoire l'erreur de ceux qui refusaient de croire à la contagion du choléra.

Néanmoins, malgré les faits nombreux produits en faveur de la transmission, il existe encore aujourd'hui un grand nombre d'esprits remarquables qui refusent de se rendre à l'évidence, et qui ne veulent voir dans les preuves qu'on leur fournit que le résultat d'observations incomplètes, ou des coïncidences particulières simplement dues aux caprices du hasard.

Cette manière d'apprécier et de juger une question d'une importance aussi capitale ne saurait ébranler la conviction des observateurs sincères, dont l'opinion est basée sur des faits sérieux accomplis sous leurs yeux, ou sur des exemples qui émanent de gens compétents.

En présence de cette opposition systématique, il est du devoir de chacun, pour parvenir à élucider d'une façon définitive les doutes qui planent sur le mode de propagation du choléra, d'apporter le bagage scientifique de son expérience, et de fournir des observations capables d'aider la solution d'une question qui compte encore tant de contradicteurs.

ORIGINE ET MARCHE DU CHOLÉRA.

Un fait que personne n'ignore, et qui peut être considéré aujourd'hui comme une loi fatale de la maladie, c'est que le choléra a toujours eu pour point de départ les contrées marécageuses qui bordent le Delta du Gange. A la suite d'inondations périodiques qui couvrent chaque année les bords du fleuve sur une vaste étendue, la plaine reste chargée, après la retraite des eaux, de débris de tout genre, de charognes d'animaux, de cadavres des Indiens, de carcasses de poissons, de détritus végétaux enfouis dans l'eau vaseuse du fleuve sacré des Indous. Ces immenses marais, exposés plus tard à l'ardeur d'un soleil torride, deviennent bientôt un large foyer de décomposition, d'où s'échappent des effluves putrides qui viennent empester l'air de leurs émanations toxiques. « Ce n'est pas seulement, dit le Dr E. Maurin, sur un petit espace que se rencontrent ces germes méphitiques. Le marécage infect occupe une immense superficie couverte de substances organiques en voie de décomposition ; même des corps étrangers d'une nocivité reconnue qui s'en échappent entraînés par les eaux pénètrent en certaine quantité dans l'Hoogly, qui les transporte jusqu'à Calcutta. Là, tous les voyageurs s'accordent à dire que l'Hoogly offre l'aspect le plus repoussant. Ses bords, vaseux à marée basse, sont couverts de corbeaux, de vautours qui recherchent dans la fange les débris des cadavres » (1).

On comprend dès lors comment le vaste Delta du Gange, sans cesse soumis à de grandes inondations, a pu devenir le foyer pestilentiel d'où est sorti le choléra.

D'après le *Journal asiatique*, c'est en 1817 qu'il s'étendit aux Indes sous forme d'épidémie et commença ces migrations mémorables si bien décrites par Anderson (2) et Jameson (3). Ce n'est qu'en 1830 que le choléra, après avoir dévasté un grand nombre de contrées, fit irruption en Europe.

Importé par des Tartares en relation avec la Perse, il éclata au mois de juillet à Astrakan, ville située à 1,400 kilomètres de Moscou ; puis, le 6 août, il se montra à Saratoff, de là à Nijni-Novogorok, et enfin, vers le milieu de septembre, il envahit Moscou.

(1) Dr Sélim (Ernest Maurin), Analyse et synthèse de l'épidémicité cholérique ; Marseille, 1866.

(2) An account, etc. (Edinb. Journ., 1819, vol. XV.)

(3) Report on the epidemic cholera ; Calcutta, 1820.

Pendant toute une année le terrible fléau parcourut la Russie, semant la consternation et le deuil sur son passage. Entré en Pologne (1831) à la suite de l'armée russe, on le vit peu de temps après arriver à Berlin et à Vienne, puis se manifester à Hambourg, à Londres en 1832; traverser le détroit, aborder la France par Calais (15 mars 1832), et éclater ensuite à Paris (26 mars 1832).

A peu près à la même époque, il passait l'Océan avec la grande émigration anglaise, arrivait au Canada (1832), parcourait ensuite les États-Unis, du nord au sud, et se montrait au mois d'octobre à la Nouvelle-Orléans.

Plus tard il exerça également ses ravages en Espagne, en Portugal (1833 et 1834), en Suède (1834), dans la haute Italie (1834 et 1835), en Algérie (1835), et enfin, après avoir parcouru de nouveau d'anciennes localités qu'il avait déjà visitées, il s'éteignit en Europe en 1838.

Depuis huit ans déjà le choléra n'avait pas reparu, et l'Occident s'en croyait à tout jamais délivré, lorsqu'en 1846, il surgit de nouveau des rives marécageuses du Gange, envahit la Perse, et s'avança jusqu'au pied du Caucase le long de la côte occidentale de la mer Caspienne.

En même temps qu'il continuait sa marche vers le nord-ouest, il s'étendait dans une autre direction, passait par Bagdad en Arabie, et arrivait en janvier 1847 de Médine à la Mecque.

En septembre de la même année, le choléra franchissait le Caucase, et tandis que d'un côté il faisait une nouvelle apparition à Moscou, d'un autre côté il suivait la côte asiatique de la mer Noire, et envahissait Trébizonde, Kerezoun, et Constantinople (24 octobre 1847).

Comme en 1831, il se répandit en 1848 avec rapidité

dans l'Europe centrale, et de juin à décembre, il visita successivement Saint-Pétersbourg (juin), Varsovie, Berlin (juillet), Hambourg (septembre), Londres (septembre) et la Norvége (décembre).

Vers la fin de la même année, on le vit éclater à New-York et à New-Orleans, puis au printemps de 1849, il vint s'abattre sur Paris.

La marche de cette seconde épidémie, qui avait été entièrement identique à la première, produisit en Europe une certaine émotion, quand on vit que la route du fléau avait été la même et qu'on aurait pu à l'avance désigner ses stations.

Les ravages du choléra avaient cessé pendant les froids de l'automne de 1849, et le retour de cette redoutable maladie ne semblait possible que dans un avenir assez lointain, lorsqu'une troisième épidémie venue de la Pologne envahit de nouveau Berlin en 1852.

Elle visita successivement l'Autriche, la Bavière; pénétra pour la première fois à Copenhague (12 juillet 1853), et après avoir séjourné en France (1853-54), parcouru l'Italie et l'Espagne, elle apparut pour la première fois en Suisse (1854-55), où elle fit un assez grand nombre de victimes à Genève, Annecy, Zurich, etc.

A la même époque, le cruel fléau franchissait l'équateur, arrivait dans l'Amérique du Sud, faisait invasion le 18 juillet 1855 à Rio-Janeiro, et de cette capitale se propageait à une grande partie des provinces de l'empire du Brésil.

Depuis 1855, le choléra avait eu à plusieurs reprises des retours fugitifs dans différentes parties de l'Europe, sans occasionner de grands désastres, lorsqu'en 1865, une quatrième épidémie, qui sévissait avec une excessive violence dans tout le Bengale, arriva à la Mecque à la suite des nombreux pèlerins Indiens qui venaient visiter le tombeau du Prophète. Pendant le mois de mars et d'avril, les caravanes de l'Arabie, de l'Egypte, de l'Algérie, de la Syrie et de la Turquie qui formaient une agglomération d'environ 200,000 personnes, perdirent des milliers de victimes.

Les pèlerins effrayés alors par la marche rapide de la maladie, se dispersèrent en désordre dans toutes les directions, et importèrent le mal asiatique dans les villes du golfe Persique et du golfe Arabique.

Après avoir fait d'effrayants ravages à Djeddah, le choléra pénètre à Suez, à Alexandrie (2 juin), à Rosette, et ne tarde pas à gagner le Caire (juin) où son apparition foudroyante met en fuite une partie de la population.

A partir de là, le fléau s'avance vers le nord de la Méditerranée; il envahit Beyrouth (29 juin), Smyrne (24 juin), Dardanelles (juin), Malte (juin), et est importé ensuite à Constantinople (30 juin) par un vapeur de la marine militaire venant d'Alexandrie; puis enfin, la contagion gagne Valence, Ancône (8 juillet), Barcelone (22 juillet), et le 23 juillet, Marseille, alors en relations constantes avec Alexandrie, en reçoit les premières atteintes.

Vers la fin d'août, c'est Toulon qui paye son tribut au fléau, puis le petit port de mer de la Seyne, et les ports de Cassis et de la Ciotat. Peu de temps après, le mal gagne les environs de Marseille, pénétre à Arles et visite successivement Cabriès, Saint-Chamas, et Martigues, petites cités riveraines du grand étang de Berre où stagnent les eaux de la mer. Enfin, le 22 septembre 1865, le choléra fait son apparition à Paris, d'où il se propage dans toutes les directions sur différents points du continent.

MODE DE PROPAGATION DU CHOLÉRA.

La propagation du choléra a été attribuée, par les uns, à des courants atmosphériques capables de transporter le miasme empoisonné à des distances illimitées; par d'autres, à une influence épidémique purement locale; par un grand nombre enfin, à l'importation.

De ces différentes opinions, la dernière est la seule vraiment admissible et vraiment rationnelle, les deux autres ne s'appuyant que sur des hypothèses purement gratuites.

Théorie des courants d'air.

I. — Comment pourrait-on expliquer, si l'épidémie est due à des courants d'air, qu'elle ait mis quinze ans (de 1817 à 1832) à franchir l'espace qui sépare Calcutta de la capitale de la France? Est-ce que pendant cette lente pérégrination les vents n'auraient pas éparpillé, disséminé, détruit tous ces miasmes cholériques? Est-ce que le principe toxique de ce courant délétère, annihilé par cette division infinie, et par les combinaisons chimiques qui se passent dans l'atmosphère, aurait eu assez de force, à une distance pareille, pour causer de nouveaux ravages? Comment aurait-il parcouru tant de contrées en les laissant à l'abri de son influence meurtrière?

Si l'opinion qui attribue la marche du choléra aux transports de foyers épidémiques était fondée, « il est évident, dit M. J. Petit, qu'on ne rencontrerait pas sur le globe une seule localité à laquelle l'épidémie eût fait grâce. Comment donc est-elle parvenue de Calcutta à Canton, sans ravager l'empire Birman, le Tonkin et la Cochinchine? Pourquoi a-t-elle épargné l'Égypte pendant qu'elle épouvantait la Syrie? Comment est-elle arrivée de Tiflis à Astrakan, d'Astrakan dans le nord de la Moscovie, et de là en Pologne et à Hambourg, sans flageller les pays intermédiaires? Comment de Hambourg à Sunderland, sans attaquer la Hollande? » (1) Nous pourrions également demander de quelle façon le fléau indien est arrivé de Londres à Calais, et de Calais à Paris sans envahir les points intermédiaires, et en dépit de leurs arguments, les partisans de la doctrine des courants cholériques seraient impuissants à résoudre une pareille question. Quand on songe que la maladie peut se propager dans une direction opposée aux vents; quand on voit dans la même contrée, sous la même latitude, par conséquent, sous l'influence des mêmes courants, des localités envahies et d'autres préservées; quand il est toujours possible, dans les localités envahies de constater l'importation, il nous paraît superflu d'avoir recours aux hypothèses pour défendre une doctrine en si complet désaccord avec les faits. Voici, du reste, un exemple frappant de l'action circonscrite du miasme cholérique que nous empruntons à M. Pellarin : « Pendant la guerre que les Hongrois soutinrent, en 1848-49, contre l'Autriche et contre la Russie venue à son aide, on avait fait cette remarque : c'est que, si une armée allait camper sur un terrain que venait de quitter une autre armée envahie par le choléra, elle en était elle-même atteinte immédiatement; si, au contraire, on prenait la précaution d'aller camper à une

(1) J. Petit, Recherches sur la propagation, les causes, la nature et le traitement du choléra-morbus épidémique (1848).

très-petite distance, ne fût-ce qu'à un quart de lieue de l'endroit où avaient séjourné des cholériques, on était épargné par l'épidémie » (1). Déjà, en 1824, M. Moreau de Jonnès, dans son rapport au conseil supérieur de santé sur la grande épidémie de choléra qui avait ravagé les Indes, faisait observer qu'elle n'envahissait point les lieux intermédiaires aux lieux affectés. « Elle s'étendait, disait-il, dans une direction opposée aux vents dominants. Elle atteignait des îles situées à mille lieues des moussons qu'on prétendait en être les agents, et ce qui est tout à fait incompatible avec la rapidité de ces moteurs, il lui a fallu une année entière pour traverser la péninsule de l'Inde, trois ans pour envahir l'archipel de l'Océan Indien, quatre pour gagner l'entrée du golfe Persique, et sept pour atteindre les bords de la Méditerranée. » (2)

Maintenant que nous savons le peu de valeur qu'on doit accorder à la théorie des courants, nous allons examiner si l'opinion qui attribue le choléra à une influence épidémique purement locale peut nous fournir une explication suffisante sur le mode de propagation du fléau.

Théorie d'une influence épidémique locale.

II. — Partout où le choléra s'est montré, près du pôle comme sous l'équateur, il a toujours conservé ses mêmes caractères et ses mêmes symptômes, sans être influencé par les variations atmosphériques des différents points du globe sur lesquels il est apparu.

Ainsi, en 1830, nous le voyons ravager les provinces

(1) Pellarin, Choléra ou typhus indien : épidémie de 1865 (Paris, 1866).
(2) Moreau de Jonnès, Rapport sur le choléra-morbus (Paris, 1831).

occidentales de la Russie malgré les rigueurs de l'hiver, en 1865, éclater en Égypte, au commencement de l'été; et dans ces diverses contrées, malgré le peu d'analogie des conditions de température, il conserve toujours son identité; qu'il frappe le Russe ou l'Indou, le Blanc ou l'homme de couleur, il présente partout les mêmes caractères et les mêmes lésions anatomiques. Le choléra est, par conséquent, une maladie spéciale née sous le soleil tropical de l'Inde, au milieu des immenses marais formés par les débordements du Gange qui charrie à la fois des cadavres d'Indiens et d'animaux et des quantités prodigieuses de végétaux de toute sorte; il est le résultat des décompositions de ces marais infects qui ont le triste privilége de produire ce fléau redoutable comme d'autres de produire la fièvre. Seulement, la fièvre ne se propage pas au delà du foyer qui lui a donné naissance, tandis que le choléra peut être transporté à des distances illimitées, et, en dépit des différences du climat, du sol, des saisons et des peuples, il présente partout les mêmes caractères qu'à son point de départ.

Dû à une cause entièrement spécifique, ce fléau meurtrier ne trouve nulle part comme dans l'Inde des amas d'éléments putrides et des conditions spéciales de température plus propres à son développement. Aussi, nous ne saurions attribuer son apparition, en dehors de l'Asie, à une influence locale purement épidémique, quand nous le voyons jusqu'en 1830 inconnu en Europe, où toutes les conditions nécessaires à son éclosion devaient exister depuis des siècles. Il en résulte qu'il n'y a pas au delà des limites du foyer Asiatique, d'intoxication locale possible, et que la prétendue explication que donnent les partisans de l'influence épidémique locale rentre dans le domaine des conjectures.

Théorie de l'importation.

III.— Arrivons maintenant à la théorie de l'importation et voyons si en donnant raison des faits, elle répond à toutes les exigences de la critique.

A. Transmission du choléra par des malades isolés. — Création de foyers épidémiques.

C'est surtout dans les petites localités, les bourgs, les hameaux qui ont été visités par le choléra, qu'il a été facile de suivre sa marche, de noter le jour de son arrivée, et d'étudier les phases de son développement. Or, dans ces circonstances, on a toujours constaté que le premier cas de choléra était présenté par un individu qui arrivait d'une localité envahie par le fléau ; que cet individu communiquait la maladie aux gens de son entourage, et que souvent sa maison devenait le foyer d'une épidémie.

Au sein des grandes villes il est toujours difficile, et même quelquefois impossible, de suivre la transmission du mal, mais dans les milieux restreints, on peut toujours remonter à sa source, savoir quel a été le premier malade contaminé, et le suivre, pour ainsi dire, pas à pas, jour par jour, heure par heure, à partir du moment où il s'est exposé à la contagion.

Voyons maintenant si la preuve de ce que nous venons d'avancer ressort des faits qui vont suivre. J'emprunte d'abord quelques exemples à un excellent travail de mon savant maître le Dr Charcellay (de Tours), sur le mode de propagation du choléra dans le département d'Indre-et-Loire en 1832, 1849 et 1854.

En 1832, le bourg de Champigny-sur-Veude fut visité

par le mal asiatique. Vingt-huit personnes furent atteintes par l'épidémie du 16 août au 28 septembre. Voici, d'après le Dr Charcellay, comment s'est développée la cruelle affection :

« Le 15 août, l'enfant Louillé part de Chinon, où sévit avec intensité le fléau indien, et, après un trajet de 14 kilomètres, arrive bien portant le même jour à Champigny chez son oncle Moirin-Louillé, dont la famille se compose de la mère, du père, et de quatre enfants. Le 16 août, lendemain de son arrivé, des symptômes graves de choléra, qui persistent longtemps, éclatent sur le jeune voyageur Louillé. Le père et un petit enfant, Moirin-Louillé, ne tardent pas à éprouver les mêmes accidents, et succombent rapidement le 20 août.

« Un autre enfant Moirin est foudroyé le 21. Quelques jours après, c'est-à-dire le 27 août, la veuve Moirin-Louillé paye aussi le fatal tribut au mal asiatique. Deux femmes de service dans la famille Moirin éprouvent le même sort ; elles succombent les 24 et 30 août ; c'étaient deux journalières gardes-malades qui avaient aidé à soigner les cholériques de cette malheureuse maison. »

« Dans le canton de l'Ile Bouchard, au milieu des bois, sur un plateau élevé dépendant de la commune de Saint-Benoist, se trouve une habitation isolée. Domicilié dans cet endroit, René Lalande vint à Chinon en 1832, pendant que cette ville était en proie au fléau indien, et resta pour affaires dans une maison où existait un cas de choléra. Quelques jours après, c'est-à-dire le 14 août, cet homme fut pris d'accidents cholériques. Bientôt sa femme et un enfant de 4 ans ressentirent les mêmes symptômes ; l'un et l'autre ont succombé promptement. Joseph Landry était gagiste chez Delalande, où Deludon travaillait à la journée ;

Landry fut ramené chez ses parents avec tous les symptômes du choléra le 18 août, et Deludon fut atteint de la même affection le 21 août. La mère du jeune Landry tomba foudroyée le 27, et l'épouse Deludon le 28 août» (1).

M. Charcellay, dans le cours de son intéressant travail, constate également qu'en 1849, le choléra qui a sévi à la Chapelle-sur-Loire, à Cinq-Mars-la-Pile, à Neuvy-le-Roy, et en 1854 dans plusieurs autres communes du département d'Indre-et-Loire, a toujours été dû à l'importation.

De son côté, M. le Dr Brochard, dans une étude des plus consciencieuses sur l'épidémie de choléra qui a régné en 1849 à Nogent-le-Rotrou, relate plusieurs faits d'importation directe, dont nous allons donner quelques extraits :

Une voiture de nourrices, se rendant à Nogent-le-Rotrou, partit de la rue Sainte-Appoline le mercredi 28 mars à midi. Trois femmes, Védie, de la commune de Brunelles, Lambert, de la commune de Coudreceau, Binoist, de Nogent-le-Rotrou, faisaient partie de ce convoi. Chacune d'elles ramenait un nourrisson. Elles étaient arrivées toutes bien portantes à Paris, et y avaient passé quelques jours. Dès le mardi 27 mars, la femme Védie avait eu la diarrhée, et la fatigue du voyage venant aggraver sa position, les symptômes du choléra se déclarèrent en route le vendredi 30 mars. Le même soir, le nourrisson de la femme Binoist, Léopold Pinaud, âgé de 5 jours, fut pris du choléra, et mourut en arrivant à Nogent du 30 au 31 mars. La

(1) Charcellay, Histoire médicale topographique des épidémies de choléra qui ont régné en 1832, 1849 et 1854, dans la ville de Tours et le département d'Indre-et-Loire.

femme Védie, qui s'était fait conduire dans la commune de Brunelles, où elle habitait sur un côteau assez élevé, et près d'un petit bois, une maison saine et isolée, succomba le dimanche 1er avril. Dans la soirée du même jour, son nourrisson fut atteint du choléra et mourut pendant la nuit.

Rosalie Pichoire, sœur de la précédente, qui jouissait d'une bonne santé, étant venue soigner sa sœur, fut prise du choléra, et mourut le 10 avril.

La nourrice Lambert n'eut que la cholérine.

Quant à la troisième nourrice, la femme Binoist, qui demeurait à Nogent dans le quartier le plus sain de la ville, elle fut prise du choléra le 1er avril, et succomba le lendemain, à deux heures de l'après-midi. Ainsi dans l'espace de deux jours quatre décès cholériques : deux nourrices et deux nourrissons venant de Paris; auparavant, pas un seul cas de choléra dans l'arrondissement.

A partir de ce moment la contagion se propage; le 6 avril, c'est la veuve Moricet qui avait soigné la nourrice Binoist qui succombe au fléau ; le 9, c'est la belle-sœur de Binoist qui est atteinte; le 15, c'est le tour de la veuve Plée, qui avait donné des soins à la femme Binoist ainsi qu'à sa voisine Moricet; enfin, quelques jours plus tard, un voisin et une voisine de la belle-sœur de la femme Binoist sont à leur tour pris du choléra et meurent (1).

Dans la relation de l'épidémie de choléra qui a régné à Villexanton, en 1849, M. Dufay, de Blois, démontre de la façon la plus manifeste que le choléra peut se développer sous la forme épidémique après l'arrivée d'un

(1) Brochard, Du mode de propagation du choléra et de la nature contagieuse de cette maladie; Paris, 1851, J.-B. Baillière.

premier malade mis en rapport avec les habitants d'un pays jusqu'alors exempt de toute influence cholérigène. On peut du reste en juger par les faits suivants :

« Le 8 juin 1849, un habitant de Villexanton arrive de Paris, après avoir passé trois jours dans une maison de la rue Mouffetard, rue dans laquelle l'épidémie sévissait avec violence.

« Le 9, il est frappé du choléra dont il ne meurt pas. Trois jours après, sa femme atteinte, elle-même, succombe en quelques heures.

« Cinq des plus proches voisins sont pris presque en même temps, et le fléau se propage ainsi de proche en proche jusqu'à ce que plus d'un dixième de la population ait péri.

« Le curé de Chemery, village de Sologne, distant de Villexanton de 6 kilomètres, vient soigner son père qui meurt dans ses bras. Effrayé de voir la maladie atteindre presque invariablement tous ceux qui communiquent avec les malades, il détermine sa vieille mère à quitter le pays et l'emmène à Chemery. Peu de jours après, celle-ci fut prise de symptômes qui ne laissèrent aucun doute sur la nature du mal ; elle succomba le lendemain. Sa fille qui demeurait au presbytère avec son frère, et qui avait prodigué à sa mère des soins assidus, périt à son tour. Enfin, le curé tombe lui-même atteint. Il n'y eut aucun autre cas de choléra dans le village de Chemery ni aux environs. »

« Tout au début de l'épidémie de choléra à Brest, en 1849, un boulanger, dont la maison offrit les premiers cas le 22 septembre, partit ce jour-là pour la foire de Landivizia, où il fut pris de symptômes caractéristiques. Transporté chez un de ses frères dans une ferme de la commune de Bodilis, il y succomba le 23. Un domestique qui l'a soigné est attaqué du choléra le 24, et meurt dans la nuit» (1).

D'après M. Foing, un enfant de Brinon vient de Paris dans son pays, et joue avec ses nouveaux camarades; le lendemain il meurt du choléra; le surlendemain, un enfant de la localité présente les symptômes de cette maladie, mais aucune autre personne n'est atteinte (1).

Les observations rapportées par le Dr Ferrand dans une lettre publiée dans *l'Union médicale*, en novembre 1866, prouvent également d'une façon incontestable que le choléra est une maladie transmissible :

«Le 20 août 1866, une femme, Rosalie Garnier, âgée de 39 ans, faisant métier d'élever des nourrissons, part pour Paris; elle y resta quelques jours, et revint à Mer avec un enfant nouveau-né. Dans la nuit du 24 au 25 elle fut prise de coliques vives, diarrhée, vomissements, etc. M. le Dr Mercier appelé près d'elle dans la matinée du 25, la trouva froide, cyanosée, avec crampes, vomissements, extinction de voix, yeux caves. Cette femme mourut dans la journée même; ce fut le premier cas de choléra signalé à Mer. Le lendemain 26, sa fille Garnier (Marie), âgée de 17 mois, meurt en présentant les mêmes symptômes après vingt-quatre heures de maladie. Le 27, c'est le tour de sa sœur Garnier (Anne-Marie), femme Montaru, âgée de 41 ans. (Elle avait donné des soins aux deux premières malades.) Le 4 et le 6 septembre, trois des enfants de la femme Montaru, habitant la même maison, vivant dans le même milieu, meurent successivement et de la même façon qu'elle; l'un était âgé de 1 an, l'autre de 4 et le troisième de 7. Avant eux, dès le 27 et le 30 août, deux

(1) Dr Pellarin, Choléra et typhus indien, *loc. cit.*

(2) M. Louis-Alexis Foing, thèse inaugurale; Paris, 1866.

voisins de la première malade, Lerat (Jean), taillandier, âgé de 57 ans, et Cosson (Charles), sabotier, âgé de 54 ans, puis un porteur, Allien (François), âgé de 53 ans, avaient été atteints et rapidement enlevés »(1).

Le Dr Ferrand ajoute qu'après ces premières victimes, la maladie se répandit dans le pays, en prenant les caractères d'une véritable épidémie, et que dans l'espace d'un mois, il y eut à Mer 31 décès cholériques.

Voici maintenant des faits puisés dans le rapport de M. Bucquoy père, au Conseil d'hygiène et de salubrité de Péronne :

« Au mois de décembre 1865, une jeune femme de Cappy va à Paris chercher un nourrisson. A peine de retour chez elle, elle est prise de symptômes cholériques des plus graves ; elle guérit cependant, et son nourrisson n'a rien ; mais un voisin adonné à l'ivrognerie, qui la visite pendant sa maladie, est attaqué presque tout de suite d'un choléra qui l'emporte dans vingt-quatre heures. »

« Au mois de décembre 1865, une femme de Millencourt ramène chez elle également un nourrisson de Paris ; bientôt cette femme est prise de symptômes cholériques, et en meurt. Le père de cette femme qui habite avec elle est pris à son tour des mêmes symptômes, et meurt le lendemain. Un de ses enfants, âgé de 7 ans, est pris encore du choléra quelques jours après, et meurt aussi. Le nourrisson n'a pas cessé de se bien porter, ainsi que l'enfant de la nourrice. »

« Au mois de février 1866, une femme du Mesnil-Martinsart va soigner à Aubigny, près d'Amiens, sa fille malade du choléra. Quelques jours après son retour au

(1) Union médicale, 6 novembre 1866, p. 253.

Mesnil, elle est prise d'une attaque de choléra qni l'emporte en trois jours. Huit jours après, le mari de cette femme est pris lui-même du choléra, et en meurt aussi très-promptement. Un homme et une femme du voisinage, qui les avaient visités pendant leur maladie, sont bientôt pris de symptômes cholériques et enlevés tous les deux en quelques jours. »

M. Bucquoy continue ainsi à enregistrer une série de faits qu'il serait trop long de relater ici, et qui tous démontrent, d'une façon évidente, que le choléra peut être transmis par un malade à un ou plusieurs individus sains.

Nous pourrions multiplier les exemples à l'infini, et citer des cas analogues observés par MM. Huette (1), Benoît (2), Seux (3), Pellarin (4), Maurin (5), etc.

Mais les faits qui précèdent nous paraissent suffisants pour éclairer la conscience des plus incrédules, et rendre tout commentaire inutile.

B. Transmission du choléra par les navires.

L'importation du choléra par les navires venant d'un pays en proie à l'épidémie a été longtemps contestée, mais aujourd'hui elle s'appuie sur un si grand nombre de faits qu'il serait difficile de la révoquer en doute.

C'est à M. Moreau de Jonnès que nous devons la relation du premier fait de ce genre à propos de l'importation du choléra à l'Ile de France.

(1) Huette, Archives générales de médecine ; 1856.

(2) Benoît, Du choléra ds la vallée de Giromagny, et des moyens qui ont réussi à arrêter le progrès de l'épidémie (Strasbourg, 1855).

(3) Seux, Encore quelques mots sur la contagion du choléra épidémique ; Marseille, 1867.

(4) Pellarin, *loc. cit.*

(5) S.-E. Maurin, *loc. cit.*

« Les habitants de l'Ile de France, la plus salubre des îles tropicales, jouissaient d'une parfaite santé, lorsqu'au *mois de novembre* 1819, la frégate anglaise *la Topaze*, venant de Calcutta où le choléra sévissait, fit son entrée à Port-Louis. Le capitaine, bien qu'il eût perdu pendant la traversée plusieurs matelots du choléra, refusa de se soumettre aux règlements sanitaires; il descendit à terre aussitôt son arrivée, suivi bientôt des officiers et d'une partie des marins de la frégate. Dès que l'équipage eut communiqué avec les habitants, le choléra apparut dans la ville, où il se répandit avec une grande rapidité » (1).

A l'île Bourbon, le choléra fut importé *le 7 janvier* 1820 par des nègres de traite, qui avaient été enlevés malades de l'Ile de France, et introduits furtivement à peu de distance de la ville de Saint-Denis.

En 1854, ce fut le navire anglais *Sultany*, chargé de laboureurs indiens, dont quelques-uns étaient atteints du choléra, qui apporta cette seconde fois le fléau à Port-Louis.

En 1856, l'importation eut également lieu à Port-Louis par *l'Hyderée* et *le Futtay-Mombarrack*, qui venaient de Calcutta, et avaient à leur bord des cholériques.

En 1863, *l'Urgent*, parti de Hong-Kong avec 280 hommes de troupe, ayant touché à Singapore, Madras et Trinquemallé, où regnait le choléra, arriva le *4 janvier* en rade de Port-Louis. On l'admit à libre pratique, et le fléau, qui venait à peine de s'éteindre, éclata de nouveau, sévissant particulièrement sur les hommes de *l'Urgent*.

L'île de la Réunion, malgré son voisinage avec l'Ile

(1) Moreau de Jonnès, Rapport sur le choléra-morbus pestilentiel, *loc. cit.*

de France avait pu, grâce à de sévères quarantaines, se préserver des épidémies de 1854 et 1856, lorsque le vapeur de commerce français *le Mascareignes*, affecté aux transports des émigrants de la côte d'Afrique où sévissait le choléra, arriva à Saint-Denis, le 6 *mars* 1859. Il avait des cholériques à bord, mais ayant fait une fausse déclaration aux médecins visiteurs, il fut de suite admis à la libre pratique, et en quelques jours sema le choléra dans la ville de Saint-Denis (1).

Au mois d'août 1820, le vaisseau amiral *le Leander*, à bord duquel régnait le choléra, l'apporta à Ceylan où il fit les plus grands ravages.

L'importation a été constatée de la même façon pour les autres îles de la mer des Indes, Java, Sumatra, Manille, les Moluques, etc..., qui sont en communication directe avec Calcutta, Madras et autres localités si souvent visitées par le mal asiatique.

Des navires arrivant des lieux infectés communiquèrent le choléra à Mascate, à l'entrée du golfe Persique, à Bassora et à Bagdad, situées la première, à l'autre extrémité du golfe, la seconde sur le bord oriental du Tigre. De ces trois villes il pénétra dans l'intérieur de l'Arabie et de la Perse, par des caravanes dont l'arrivée coïncide avec l'apparition du fléau (2).

Suivant le Dr Loder, toutes les villes qui bordent le Volga furent infectées, aux mois d'août, de septembre et d'octobre, par des embarcations sorties d'Astrakan, alors en proie à l'épidémie; Nicolaief, par un navire arrivé de Sucham-Kale; Kertch, par un bâtiment parti

(1) Alexis Joyaux, De la contagion du choléra (thèse inaugurale, Paris, 1866).

(2) P. Foissac, Le choléra épidémique, la fièvre jaune et la peste; Paris, 1865).

du littoral de la mer d'Azof; Odessa et Sébastopol, par un vaisseau de guerre venant de Kertch (1).

En 1832, en dépit des efforts tentés par Magendie et ses partisans pour prouver la non-importation, il fut reconnu que le mal indien était entré en Angleterre à la suite de passagers contaminés venant de Hambourg.

En 1833, le choléra éclata à Lisbonne et se répandit ensuite dans tout le Portugal, après l'arrivée d'un bâtiment chargé de soldats atteints du fléau.

C'est par un navire venu de Barcelone, où régnait le choléra, que l'épidémie fut introduite, *en septembre* 1834 à Oran, d'où elle gagna une partie de l'Algérie.

Marseille fut infectée pour la première fois, le 7 *décembre* 1834, par des bateaux espagnols (2).

L'invasion de Cette, le 15 *décembre* 1834, fut également déterminée par l'arrivée de bateaux venus de Barcelone.

L'importation a été constatée à la Nouvelle-Orléans, en 1848 et en 1853. Peu de jours avant l'épidémie de 1853, il était arrivé dans le Mississipi 28 bateaux allemands, hollandais ou anglais, portant 13,000 émigrants, et qui avaient perdu par le choléra 1,141 passagers pendant la traversée (3).

D'après les détails transmis à l'Académie de médecine le 22 mai 1849, par le Dr Bodinier, médecin français aux États-Unis, l'importation du mal asiatique a eu lieu à New-York, en 1848, par le navire *le New-York* parti du Havre, le 9 *novembre* 1848, et qui avait eu à bord plusieurs cas de choléra pendant la traversée.

(1) P. Foissac, *loc. cit.*

(2) T. Sue, Relation de l'épidémie de choléra qui a régné à Marseille pendant l'hiver de 1834 et 1835.

(3) Dr Jules Worms, De la propagation du choléra et des moyens de la restreindre ; Paris, 1865.

En 1865, le choléra fut introduit à Beyrouth, Smyrne, Malte, Ancône par les bateaux à vapeur venant d'Alexandrie.

A la même époque, le choléra fut également importé à Constantinople par un navire anglais qui avait pris des passagers à Alexandrie.

Enfin, c'est après l'arrivée de paquebots venant d'Alexandrie que le choléra éclata à Marseille, le 23 *juillet* 1865.

Tous ces faits, auxquels nous pourrions en ajouter bien d'autres, démontrent, d'une façon incontestable, que le mal asiatique peut être transporté au loin par des navires provenant d'un foyer contagieux, et que dans cette circonstance l'homme atteint du choléra est, comme toujours, le principal agent propagateur du fléau.

C. Transmission du choléra par les déjections, par les linges, par les vêtements et par les objets de literie des cholériques.

Dès la première apparition du choléra, le désir de savoir quel était le principe délétère de la maladie poussa plusieurs observateurs, en France comme à l'étranger, à tenter des inoculations sur des animaux avec le sang et les déjections des cholériques. Magendie, Namias et Lauder-Lindsay tentèrent une série d'expériences qui ne donnèrent que des résultats négatifs. Thompson fut plus heureux dans ses tentatives; il laissa fermenter du sang de cholériques, injecta ensuite le sérum dans les veines de plusieurs chiens, et tous moururent en présentant les symptômes du choléra. De son côté, M. le professeur Robin condensa les miasmes de déjections cholériques, les inocula à des animaux, et chez le plus grand nombre il constata les symptômes du mal indien.

En 1855, Tiersch, expérimentant sur des souris avec des déjections cholériques, arriva à des résultats non moins concluants. Voici, d'après M. J. Worms (1), le procédé qu'employa le savant de Munich :

« Il a mêlé à la nourriture d'un certain nombre de souris des petits morceaux de papier à filtre, d'un pouce carré, trempés dans le liquide intestinal de cholériques, puis desséchés. Cette imbibition a été pratiquée sur un liquide frais, puis sur un liquide rejeté depuis six jours et conservé à la température de 10 degrés, enfin sur un liquide plus ancien : 104 souris ont avalé des fragments de ces papiers ; celles qui ont été soumises au traitement des déjections fraîches n'ont offert aucun symptôme morbide. Ce qui est caractéristique, c'est que sur 34 qui ont avalé du papier trempé dans des déjections anciennes de trois à neuf jours, 30 devinrent malades et 12 moururent. Les symptômes qu'elles présentèrent furent : selles aqueuses, la disparition de l'odeur de l'urine, puis la suppression de celle-ci. Enfin, quelques-unes offrirent avant de succomber une roideur tétanique. Il n'y eut jamais de vomissements. L'autopsie révéla la congestion des intestins, le dépouillement de leur épithélium, la dégénérescence graisseuse des reins et la vacuité de la vessie. »

Il résulte de ces expériences et de celles qui furent faites en 1854, par le Dr Charcellay (de Tours), sur des poules et des pigeons, que les évacuations cholériques sont des agents de propagation de la maladie, surtout quand elles ont subi un commencement de fermentation.

Dès 1817, Jameson avait observé dans les camps an-

(1) J. Worms, De la propagation du choléra, *loc. cit.*, p. 28.

glais la fréquence des cas de choléra auprès des lieux d'aisances. Après lui, Petten-Koffer (1), Delbruck (2) et Acland (3) constatèrent également, pendant les épidémies de Munich, de Halle et d'Oxford, que les habitations exposées aux émanations directes des fosses d'aisances étaient les plus ravagées par le choléra; qu'il suffisait souvent du mélange des selles d'un seul cholérique au contenu des fosses pour en amener la décomposition et produire, en forme de miasme répandu dans l'air, un agent toxique favorable à la transmission. Cette fâcheuse condition de l'air est un des éléments cholériques les plus actifs, et, suivant le Dr Charcellay (4), telle a été la principale cause de l'affreuse catastrophe du Pénitencier de Tours, en 1849, après l'importation faite par Marie Guibourt, domestique de M. L'Aumonier; en quelques jours la presque totalité des détenus (90 prisonniers) fut moissonnée par un choléra foudroyant : une fuite qui existait dans le tuyau de conduite des fosses d'aisances ayant tout d'un coup répandu l'infection dans l'établissement.

Le Dr Pellarin raconte que les premiers symptômes du choléra à Givet, furent présentés le 18 août, par un jeune homme de 28 ans, domestique à l'hôtel du Mont-d'Or. Ce jeune homme était arrivé le matin de Bruxelles, et dans la maison où il logeait, une personne était morte du choléra le jour de son départ; il était lui-même atteint de diarrhée. Le soir, se manifestèrent des symptômes de choléra. Pour ne pas alarmer ses voya-

(1) M. Petten-Koffer, Recherches et considérations sur le mode de propagation du choléra et sur les moyens d'en prévenir et d'en arrêter le développement; Munich, 1855.

(2) E. Delbruck, Le choléra dans la prison de Halle; Halle, 1856.

(3) H. W. Acland, Memb. of the cholera; Oxford, 1855.

(4) Charcellay, *loc. cit.*

geurs, le propriétaire de l'hôtel le fit transporter à l'angle de la rue des Récollets dans une maison habitée par la famille de M. Decoux, conducteur de diligence. C'est là qu'il fut traité et guéri.

Dans la nuit du 25 au 26 août, une jeune fille de 24 ans, domestique chez M. Decoux, fut prise du choléra, et succomba le 31 août. Cette fille n'avait point approché le domestique de l'hôtel du Mont-d'Or, mais les déjections de celui-ci avaient été jetées sur un fumier, dans la cour commune à tous les habitants de la maison.

L'enfant de M. Decoux, âgé de 2 ans et demi, habituellement bien portant, fut pris du choléra le 30 août à cinq heures du matin, et il expira le même jour à six heures du soir. Depuis la maladie de sa bonne on n'avait point laissé cet enfant aller vers elle ; mais, les matières qu'elle rejetait furent, comme celles du précédent malade, portées sur le fumier de la cour, dans laquelle l'enfant jouait une partie de la journée (1).

A Morlaix, où le choléra fit de grands ravages en 1832, *toutes les maisons situées sur le quai furent préservées*, et après information d'une exception aussi singulière, on apprit que ces maisons n'avaient pas de fosses d'aisances, et que les matières étaient jetées à la mer, comme cela se pratique encore dans quelques-uns de nos ports (2).

M. le Dr Maurin rapporte que pendant la dernière épidémie de Marseille, plusieurs personnes ne voulant pas garder l'engrais humain, permirent à des vidangeurs de l'emporter, et que cet engrais occasionna des

(1) Pellarin, *loc. cit.*

(2) M. Girard de Caudemberg, Choléra : moyen d'en arrêter la propagation ; Paris, 1848.

cas de choléra chez divers cultivateurs qui le déposèrent dans leurs fosses (1).

Ainsi, en tenant compte de cette dernière circonstance et des faits qui précédent, on est forcé d'admettre que les lieux d'aisance où l'on déverse des déjections cholériques, deviennent bientôt des foyers d'infection capables de déterminer l'invasion et la propagation du fléau.

Mais si la transmission du miasme morbifère par les matières rendues est évidente, les faits qui prouvent la propriété infectieuse des linges, des vêtements, et des objets de literie ayant servi à des cholériques, ne sont pas moins nombreux et moins concluants :

« A Peschiera, écrit M. Baladini, le nommé Bittarine, âgé de 60 ans, périt du choléra ; son fils, âgé de 25 ans, arrive quelques jours après, se couche dans le même lit, et est enlevé en quelques heures par une attaque foudroyante. Le frère, plus jeune, veut à son tour se reposer dans la même couche, il succombe en trois heures. » (2).

En 1854, pendant l'épidémie qui a régné à Paris, nous avons pu constater à la Maison municipale de santé, où nous étions alors interne, que tous les malades qu'on mettait dans la chambre n° 5, du premier étage, étaient aussitôt pris de choléra. Ce fait devint si évident, que d'après le conseil du Dr Vigla, alors chef du service, on changea la literie, on fit des ventilations, on désinfecta la chambre, et à partir de ce moment, elle perdit son influence néfaste.

M. Pellarin raconte qu'un cultivateur de Plonisy ayant été pris de choléra, deux femmes qui avaient lavé

(1) Dr Ernest Maurin, *loc. cit.*

(2) Baladini, Annali universali di medecina (fatt cité par le Dr Maurin).

ses hardes et se les étaient partagées furent atteintes de la maladie (1).

« En 1832, dit M. le Dr Turck, une famille de Neufchâteau, fut atteinte par le choléra qui n'existait pas encore dans cette ville, peu de jours après avoir reçu un paquet de vêtements portés par des parents qui venaient de mourir de cette maladie à Delouze, et dont cette famille héritait » (2).

Dans le rapport de M. le Dr Bucquoy père, au conseil d'hygiène et de salubrité de Péronne, on trouve le fait suivant :

Une jeune fille de Flers, revient d'Amiens dans sa famille après avoir perdu sa maîtresse ; elle rapporte avec elle différentes nippes provenant de la défunte ; sa mère lave ces nippes, est prise du choléra le jour même, et meurt en vingt-quatre heures.

D'après Petten-Koffer, une femme qui avait lavé des linges souillés de déjections cholériques, fut la première victime de l'épidémie qui ravagea la prison d'Ebrach (3).

M. Seux rapporte qu'une dame Girard, blanchisseuse, âgée de 60 ans, d'une très-bonne santé, habitant à 4 ou 5 kilomètres de Marseille, qui ne quittait jamais son habitation, et à laquelle on apportait de la ville le linge salle de ses pratiques, fut prise du choléra après avoir lavé des couvertures de laine ayant servi à des cholériques (4).

Dans son intéressant travail sur l'épidémie choléri-

(1) Lettre à l'Académie de médecine ; 29 juin 1850.

(2) Dr L. Turck, Revue thérapeutique médico-chirurg. (15 avril 1855).

(3) Petten-Koffer, Recherches et conseils sur le mode de propagation du choléra, etc., *loc. cit.*

(4) Seux, Le choléra dans les hôpitaux civils de Marseille pendant l'épidémie de 1865 ; Paris, 1866.

que, le Dr Maurin cite un cas de transmission des plus évidents emprunté au Dr Guastalla :

Un certain Sbisa contracte le choléra à Trieste et en guérit. Selon son habitude, Sbisa envoie à Rovigno sa patrie, distante de 85 kilomètres, les linges pour qu'on les blanchisse, dans la maison où habitent sa mère, son frère et son neveu. Peu de jours après les trois personnes meurent du choléra, et l'on n'observe plus aucun cas nouveau à Rovigno (1).

Un pareil fait parle assez de lui-même et a une signification assez frappante pour se passer d'explication.

Enfin, rappelons, en terminant, que le Dr Riégler, en 1848, déclarait que parmi les blanchisseuses de Constantinople, la mortalité avait été deux fois plus considérable que parmi les autres femmes du peuple (2).

D. Transmission du choléra par la cholérine.

L'intoxication produite par le miasme cholérique peut avoir lieu à des degrés divers : tantôt elle est complète, et amène promptement les redoutables accidents du choléra algide ; tantôt elle est incomplète, et ne détermine que des symptômes de peu d'intensité, dont l'ensemble constitue un léger choléra qu'on désigne sous le nom de *cholérine*. C'est ordinairement chez ceux qui subissent l'influence délétère d'une épidémie, qu'on voit se manifester cette infection incomplète dont les effets prédominants sont : un anéantissement particulier, de la douleur avec tension à l'épigastre, des coliques, de la diarrhée, des sueurs froides, des nausées, et quel-

(1) Guastalla, Observations médico-pratiques sur le choléra asiatique ; Trieste, 1849, p. 24.

(2) Riégler, Le choléra à Constantinople en 1847-48.

que fois des vomissements. Tous ces symptômes étant de courte durée, il arrive souvent que la diarrhée seule persiste ; mais, comme elle renferme, à l'égal des selles cholériques, le germe du fléau, celui qui en est atteint peut, en quittant brusquement une localité infestée pour s'en aller au loin, devenir, sans se douter du mal qu'il porte, le foyer d'une nouvelle épidémie. Ainsi s'expliquent, par le déplacement de voyageurs faiblement atteints, et par suite non suspects, les migrations du choléra, et le développement subit de certaines épidémies en apparence si inexplicables.

Voici, du reste, des faits d'une valeur incontestable qui viennent à l'appui de ce que nous avançons :

En septembre 1854, à la Maison municipale de santé, Mlle Marchal contracte le choléra, et guérit. Mme Marchal mère, qui habitait sur les hauteurs de Montmartre une maison très-bien aérée, et qui venait chaque jour voir sa fille, est prise d'une violente cholérine qui dure toute une semaine.

Dans la rue où elle demeurait, il n'y avait alors aucun cas connu d'infection.

Une vieille dame, sa voisine, qui ne sortait presque jamais, et qui l'avait soignée pendant sa maladie, est atteinte peu de jours après du choléra, et en meurt ; la bonne de cette vieille dame n'a que la cholérine.

Aucun autre cas ne se manifeste par la suite dans la même maison.

— Le 24 avril 1849, M. Guérin fit à l'Académie de médecine la communication d'un fait encore plus concluant que celui qui précède :

« Il n'y avait, dit-il, à Hamel, commune rurale, à 25 kilomètres d'Amiens, non plus que dans les communes voisines, aucun cas de choléra, lorsque le mercredi, 4 avril, arrive dans le village, venant de Paris où il tenait garnison, un soldat nommé Guilbert, atteint de diarrhée cholériforme. La diarrhée datait déjà de quelques jours et avait été accompagnée dans le début de malaise général, de perte d'appétit et de maux de cœur. Guilbert est reçu dans la maison paternelle, où il reste alité le jeudi, le vendredi et le samedi. Le dimanche matin, il se rend à l'Hôtel-Dieu d'Amiens.

« Ce même jour, Guilbert (André), agé de 32 ans, frère du militaire, éprouve les atteintes d'un choléra foudroyant qui le tue en douze heures.

« *Deuxième cas :* Guilbert, père, âgé de 54 ans, chez lequel est descendu et a couché le militaire, éprouve, le second jour du séjour de son fils dans sa maison, les symptômes d'une cholérine, et puis du choléra auquel il succombe après dix jours de maladie.

« *Troisième cas :* La femme d'André Guilbert, âgée de 30 ans, est prise le 11 avril d'une cholérine, puis du choléra auquel elle succombe le 16.

« *Quatrième cas :* Autre fils de Guilbert père, âgé de 17 ans, demeurant avec lui, simple cholérine, guérison.

« *Cinquième cas :* Un enfant voisin qui fréquentait la maison, est pris de choléra.

« *Sixième cas :* Un parent, choléra léger.

« Quant au nommé Guilbert, qui n'était atteint que de la cholérine lorsqu'il arriva chez son père, il se rétablit sans avoir le choléra. » (1)

Nous pourrions citer beaucoup d'autres faits analogues, mais ceux qui précèdent suffisent pour prouver que la cholérine est un agent de transmission des plus

(1) Lettre communiquée à l'Académie de médecine, par M. Guérin, le 24 avril 1849.

dangereux, attendu qu'on ne peut reconnaître à aucun signe extérieur les individus qui en sont atteints, et qui vont ainsi loin de chez eux transporter l'infection.

E. Transmission du choléra par les cadavres.

L'influence contagieuse que certains auteurs ont cru devoir attribuer aux cadavres, repose sur des faits encore trop peu nombreux et d'une valeur trop contestable pour qu'ils puissent dissiper les doutes qui planent, à juste titre, sur ce point obscur de transmission.

Les exemples cités par MM. J. Worms (1) et Maurin (2) de personnes prises du choléra après avoir veillé des morts, ne présentent pas des symptômes d'invasion assez étrangers à tout autre principe infectieux, pour qu'on puisse en attribuer l'unique cause aux émanations cadavériques. Il nous paraît plus rationnel de rapporter dans tous ces cas le développement de la maladie aux effluves des déjections cholériques, dont les chambres mortuaires ont pu être imprégnées.

Il suffit, du reste, d'avoir vu avec quel zèle, pendant le cours des dernières épidémies, les internes des hôpitaux se sont livrés aux recherches anatomo-pathologiques, pour être convaincu de l'innocuité des cadavres. En 1854, il est arrivé bien des fois à nous-même d'aller passer des heures entières dans les salles d'autopsie sans que notre santé en fût altérée.

M. le Dr Maurin, qui émet des doutes sur l'infection par les cadavres, sans croire que cette sorte d'intoxication soit tout à fait impossible, avoue qu'en 1865, le choléra à Marseille n'a fait aucune victime chez les fos-

(1) J. Worms, *loc. cit.*
(2) E. Maurin, *loc. cit.*

soyeurs, ni chez les porteurs de bières, qui, certes ont été suffisamment exposés aux miasmes cadavériques. Il ajoute même que plusieurs chirurgiens de Marseille se sont exercés à la médecine opératoire sur des cadavres de cholériques et n'ont éprouvé aucun trouble gastro-intestinal (1).

F. Transmission du choléra par des personnes saines, par l'air contenu dans les navires et dans les vêtements.

Il est avéré aujourd'hui que le principe toxique de certaines maladies contagieuses, telles que la rougeole, la scarlatine, la fièvre puerpérale, etc., peut être transporté dans les habits de personnes saines, et occasionner à distance le développement de maladies identiques; mais il est douteux, comme certains médecins se croient autorisés à le penser, que le choléra puisse avoir, dans des circonstances exceptionnelles, un mode pareil de propagation. Cependant, parmi les faits invoqués en faveur de cette opinion, il en est qui présentent des particularités suffisamment intéressantes pour que nous n'hésitions pas à les soumettre au contrôle des observateurs.

Voici d'abord une observation communiquée au Dr Turck par un savant médecin militaire, le Dr Boudin.

« Un régiment d'infanterie, partant de Marseille pour aller à Bône, perdit, pendant la traversée, 18 hommes atteints de choléra : à son arrivée en Afrique, on le fit camper à quelques lieues de Bône, de peur qu'il n'y apportât la maladie. La santé de ce régiment était excellente depuis huit jours, quand une de ses compagnies reçut l'autorisation d'entrer à Bône, où le choléra éclatait le

(1) E Maurin, *loc. cit.*

lendemain. Huit jours plus tard, une autre compagnie du même régiment, allait dans l'intérieur du pays au secours de troupes engagées avec les Arabes. Quoique depuis quinze jours il n'y eût plus aucun cas de choléra dans le régiment, cette compagnie porta la maladie avec elle dans toute la contrée qu'elle traversa» (1).

Pour le Dr Turck, ce fait est concluant, et cette importation du choléra à Bône et dans sa province par des hommes sains, dont les armes et les habits étaient imprégnés du virus cholérique, lui paraît suffisante pour expliquer les prétendues anomalies que présente le développement du fléau.

Sans être aussi convaincu que le Dr Turck du rôle que les habits d'anciens cholériques ont pu jouer en pareille circonstance, nous ne saurions cependant considérer ce mode de transmission comme entièrement impossible; mais nous avouons être en complet désaccord avec lui, quand il prétend qu'une personne saine, sortant d'une atmosphère infectée par le choléra, peut dans la rue, dans l'église, au théâtre, partout enfin où on la rencontre, disséminer la maladie.

Autre exemple : « Mme de Cussac, âgée de 43 ans, fut atteinte du choléra dans la soirée du 19 juillet 1865, et succomba le 24 à trois heures du matin.

« Sa fille, Mlle de Cussac, fut prise le même jour, 24, d'un choléra foudroyant qui l'emporta en six heures. Après la mort de ces dames on apprit qu'elles avaient reçu à plusieurs reprises, depuis un mois, divers objets (boîtes à thé, foulards, étoffes, etc.) ayant fait le voyage de Calcutta à Suez; et ayant passé par Alexandrie, d'où ils avaient été transportés à Marseille,

(1) Dr L, Turck, Revue de thérapeut. médico-chirurg., 15 avril 1855, *loc. cit.*

par le *Saïd*. De plus, deux marins du *Saïd* leur avaient rendu visite à chacun des voyages. Or, il fut constaté que le *Saïd* avait eu des cholériques à bord. » (1)

Nous pourrions présenter encore plusieurs faits du même genre, mais nous nous contenterons d'en citer un dernier, qui est relatif à la transmission du choléra par l'air renfermé dans la cale des navires venant d'un pays infecté.

Le 8 juillet 1865, Charles Désert, contre-maître à Marseille, dans un atelier de peinture, passe à bord du *Mœris*, arrivé d'Alexandrie le 5, une partie de la journée pour peindre la dunette. Du 9 au 14, il travaille sur un autre paquebot placé bord à bord avec le *Mœris*, et passe à plusieurs reprises sur le *Mœris* pour surveiller les ouvriers. Dès le 11, il est atteint de diarrhée prémonitoire; et le 22, il succombe à une violente attaque de choléra (2).

G. Transmission du choléra par les corps de troupes, les caravanes et les émigrants.

Le transport du miasme cholérique par les corps de troupes et les caravanes est aujourd'hui un fait suffisamment établi, pour qu'il ne soit pas nécessaire d'avoir recours à un grand nombre de citations pour en démontrer la preuve.

Constaté depuis longtemps dans l'Hindoustan par les médecins anglais, ce mode de propagation fut confirmé par les observations de M. Brierre de Boismont pendant le choléra de Pologne (3).

(1) Fait extrait du rapport présenté à la Société de médecine de Marseille sur l'origine et la marche du choléra de 1865 (cité par le Dr Maurin).

(2) Rapport à la Société de méd. de Marseille, 1865, *loc. cit.*

(3) Brierre de Boismont, Relation du choléra de Pologne.

Il nous apprend, par exemple, que des troupes russes, parmi lesquelles régnait le choléra, furent dirigées, en septembre 1830, des provinces méridionales de l'Empire vers le centre de la Pologne ; que toutes les villes, tous les villages et hameaux qu'elles traversèrent furent envahis par le fléau; puis, que des engagements ayant eu lieu entre les deux armées, la maladie pénétra bien vite dans les rangs polonais, et ne tarda pas à arriver à Varsovie.

C'est de la même façon que l'importation du mal indien eut lieu par des caravanes en Perse, en 1821 ; en Syrie, en 1822, et au Caire, en 1865.

Enfin, le choléra fut également importé à Nice, en 1865, par les nombreuses émigrations d'ouvriers venant de Toulon et Marseille qui se rendaient en Italie.

H. Transmission du choléra dans les hôpitaux et hospices.

Les médecins anticontagionnistes qui ont prétendu si longtemps que l'on n'observait pas dans les hôpitaux d'exemples de transmission du choléra, sont bien forcés aujourd'hui de s'incliner devant l'évidence des faits, et de reconnaître que là, comme ailleurs, le mal importé peut se transmettre de proche en proche, et envahir des salles entières.

L'influence pernicieuse des cholériques sur les malades de leur voisinage avait déjà été observee pendant l'épidémie de 1832 par plusieurs médecins des hôpitaux, mais l'incertitude qui entourait encore cette question les avait rendus circonspects; ils avaient affirmé timidement sans donner des preuves suffisantes, et les idées anticontagionnistes avaient prévalu.

Cette fausse doctrine était ainsi restée debout sans

rencontrer d'adversaires sérieux, lorsque Velpeau, dans la séance de l'Académie de médecine de 29 mai 1849, vint rendre compte de ce qu'il avait observé pendant l'épidémie de 1832.

« Le premier cas de choléra, dit-il, qui se déclara dans nos salles, se manifesta après l'arrivée d'une infirmière, qui s'était trouvée dans d'autres services en contact avec des cholériques. Une fois ce premier cas développé, on vit la maladie se propager de lit en lit à un grand nombre de malades. »

Depuis cette époque, on a été à même d'observer cette invasion successive dans tous les hôpitaux où des cholériques ont été admis parmi d'autres malades, et l'on a pu récolter une série de faits dont l'évidence ne permet plus de douter de la transmissibilité du choléra dans les établissements hospitaliers. Pour ne pas entrer dans de trop longs détails, nous ne citerons qu'un petit nombre d'exemples assez significatifs pour convaincre les plus incrédules.

Voici d'abord le résumé de quatre observations publiées par M. Roger, médecin de l'hôpital des Enfants, dans *l'Union médicale*, du 25 septembre 1866 :

Un jeune garçon, qui, selon toute probabilité, avait contracté le choléra au sein de sa famille, fut admis à l'hôpital des Enfants, dans la salle Saint-Louis, où il n'y avait pas encore eu un seul cholérique depuis le commencement de l'épidémie. Trente-six heures environ après son entrée, trois petits garçons, voisins de son lit, celui de droite, celui de gauche et celui qui était en face, furent pris d'un choléra violent. Les petits voisins de droite et de gauche furent emportés dans l'espace de dix ou douze heures ; le voisin de face guérit. Quant au petit garçon qui avait introduit le choléra dans la salle, il succomba le quatrième jour.

« Il me semble, dit M. Roger, que le simple exposé des faits précédents parle assez haut en faveur de leur relation, de leur filiation, et conséquemment de la transmissibilité du choléra, pour que je sois dispensé de longs raisonnements. »

M. le Dr V. Seux, dans son travail intéressant sur le *Choléra dans les hôpitaux civils de Marseille*, relate des faits non moins concluants :

« Le 6 octobre, dit-il, dans la salle Mouland, un de mes malades, convalescent d'une diarrhée simple, est brusquement frappé de choléra à l'entrée de la nuit; il meurt le lendemain matin; le corps est enlevé immédiatement. Son voisin de lit, qui était phthisique et habituellement constipé, est pris le même jour de diarrhée, puis le lendemain d'un choléra algide.

« Le 12 octobre, un malade couché en face de lui, et qui était en convalescence d'une intoxication saturnine, est pris brusquement de choléra à trois heures après midi, et meurt dans la nuit.

« Le 13 octobre, un jeune homme de la même salle, garçon très-vigoureux, atteint d'arthrite rhumatismale, est pris de diarrhée suivie d'accidents cholériques; le lendemain il était dans l'algidité complète. » (1)

Dans l'ouvrage si connu et si plein de faits de MM. Briquet et Mignot (2), on trouve une foule d'exemples analogues qui démontrent avec quelle facilité la maladie peut s'étendre de proche en proche et arriver à former des foyers contagieux.

(1) V. Seux, Le choléra dans les hôpitaux civils de Marseille pendant l'épidémie de 1865.

(2) Briquet et Mignot, Traité du choléra; Paris, 1850.

De son côté, M. Decori, ancien interne des hôpitaux, nous apprend qu'à la date du 4 octobre 1865 il n'y avait encore eu à l'hôpital Saint-Antoine qu'un seul homme cholérique, mort le 2 octobre, quelques heures après son entrée.

Or, le 4 octobre, une cholérique femme, la première de toutes, est apportée mourante à l'hôpital; on la place quelques heures dans une salle vierge encore de toute atteinte du fléau; le soir même un cas intérieur se déclare en face du lit de la morte (1).

Maintenant, pour ce qui est relatif aux médecins, étudiants, sœurs de charité et infirmiers, sans cesse en contact avec les malades, nous devons nous empresser de dire qu'ils ne sont pas, comme on l'a prétendu, moins exposés que d'autres personnes aux cruelles atteintes du fléau. Ainsi, à Moscou, dit M. Foissac, tandis que la mortalité fut de 3 pour 100 dans la ville entière, elle s'éleva à 30 parmi les employés des hôpitaux. A Mitau, à Pesth, à Magdebourg, à Berlin, presque tous les infirmiers contractèrent le choléra, plusieurs même furent atteints quelques heures après avoir commencé leurs services (*Gazette médicale*, 1832, p. 377). D'après M. Levicaire, 12 médecins de Toulon périrent du choléra pendant l'épidémie de 1835; celle de Gênes en moissonna 16.

En 1854, 20 médecins furent atteints à Gallipoli; 17 succombèrent (2).

NATURE DU CHOLÉRA.

Le choléra est déterminé par un miasme *sui generis*,

(1) C. Decori, Relation de l'épidémie de choléra à l'hôpital Saint-Antoine.

(2) P. Foissac, Les trois fléaux, *loc. cit.*, p. 63.

par un *ferment spécial*, qui est absorbé par les voies respiratoires et passe ensuite dans l'économie. Son action délétère amène promptement une intoxication de la masse du sang, et produit dans le grand sympathique une perturbation générale dont le rétentissement a lieu sur le tube digestif.

Une fois le choléra produit, celui qui en est atteint devient un foyer de contagion, et l'atmosphère circonscrite qui l'entoure ne tarde pas à être infectée par ses vomissements, ses déjections, ses sueurs et l'air expulsé de ses poumons. De petits foyers se forment ainsi de proche en proche, de l'homme malade à l'homme sain, et le fléau, gagnant du terrain chaque jour, peut arriver à la formation d'un foyer épidémique. Dès lors ils se developpe dans les localités envahies une influence générale, .et l'air chargé du principe morbifique peut, dans un rayon relativement limité, produire le choléra chez tous les sujets que leur constitution débile ou des maladies prédisposent à l'infection.

Traitement préservatif.

Aujourd'hui qu'il est reconnu que le choléra prend naissance sur les bords du Gange, la meilleure mesure à prendre serait d'arrêter la maladie dans son berceau. Il faudrait pour cela endiguer les rives marécageuses du fleuve, utiliser ses débordements en établissant des irrigations, et creuser des canaux de dérivation pour faciliter le libre écoulement des eaux. De cette façon, on augmenterait les relations commerciales du pays, et en apportant dans le Bengale assaini la fertilité, on lui rendrait sa prospérité d'autrefois.

Ce projet gigantesque offrirait sans doute de très-grandes difficultés, mais il ne serait pas moins praticable qu'il ne l'a été jadis (1), et si les Anglais menaient à bonne fin cette périlleuse entreprise, ils rendraient à tout le genre humain le plus signalé des services, et auraient droit à la reconnaissance du monde entier. Autrement, si la réalisation d'une œuvre pareille était regardée comme impossible, il serait alors du devoir des Anglais de donner aux Indiens des notions d'hygiène; de leur apprendre à construire des égouts, des voiries; de les décider à brûler ou à enfouir leurs morts, et de les contraindre à ne plus ensevelir dans les eaux du fleuve sacré les cadavres de leurs semblables et les restes de leurs animaux.

En admettant qu'il soit impossible par ces mesures sanitaires de détruire le germe cholérique, on enlèverait tout au moins au foyer pestilentiel un de ses principaux éléments, et on empêcherait peut-être la contagion de venir à des époques si fréquentes jeter sur notre continent la désolation et la mort.

En tout cas, pour éviter de nouvelles invasions, il serait à souhaiter, en attendant l'exécution de pareils projets et l'accomplissement de semblables réformes, que le fléau pût être confiné dans l'Inde, et que les mesures prophylactiques proposées par le gouvernement français fussent mises en pratique. Il serait important par conséquent d'établir des lazarets, d'organiser la police des ports, et même d'interrompre provisoirement, en cas d'épidémie, certaines communications avec les pays contaminés. En première lieu, tous les objets d'une provenance suspecte devront être l'objet d'une sévère

(1) Avant la conquête des Anglais, les bords du Gange étaient sains, et le fleuve était endigué par des travaux merveilleux, tels qu'en savaient faire les anciens.

surveillance, et les voyageurs venant d'une contrée où règne l'épidémie, devront également être soumis à une observation assez longue pour éviter, après leur débarquement, le développement de la maladie. Quant au navire qui aura amené des passagers d'un pays infecté, il sera urgent qu'il soit lavé, aéré, désinfecté, et reverni à l'intérieur.

Comme par la voie de terre toutes les mesures préventives nous paraissent à peu près impossibles, il faudra, une fois le choléra introduit dans une localité, établir des cordons sanitaires autour des premiers cas, afin d'empêcher la maladie de prendre une plus grande extension.

L'efficacité des mesures sanitaires contre les atteintes du fléau est aujourd'hui un fait avéré, et il suffira de citer quelques exemples pour en établir la preuve.

En 1822, les approches du choléra déterminèrent M. de Lesseps, consul de France à Alep, à se réfugier, avec tous ceux qui voulurent l'accompagner, dans un jardin à quelque distance de la ville. Son asile étant clos de murs et entouré d'un large fossé, il n'y laissa que deux portes, une pour l'entrée et l'autre pour la sortie. Tant que dura le fléau il n'admettait rien du dehors, sans le soumettre aux précautions observées dans les lazarets.

Cette colonie composée d'au moins 200 personnes n'eut pas un seul malade, tandis qu'en dix-huit jours la maladie fit périr 4,000 personnes dans la ville.

En 1823, un fait semblable eut lieu à Tripoli. M. Gays se renferma dans son jardin ; tous les Européens l'imitèrent, et prenant contre le choléra les mêmes précautions que contre la peste, ils furent tous préservés de la contagion.

La cour de l'empereur de Russie au nombre de 10,000 personnes, s'isola en 1831, à Peterhoff et Zarskojesela, et pas un cas ne s'y est déclaré.

Enfin, un dernier fait encore plus concluant, c'est que trente-quatre localités des environs de Bromberg, en Prusse, après avoir isolé le premier cas de maladie qui s'y était déclaré, et en suspendant les rapports avec les endroits suspects, n'ont plus eu aucun malade (1).

L'isolement des malades est par conséquent la première précaution à prendre au début d'une épidémie. Il faut, quand une ville est menacée, que les administrations des hôpitaux et hospices improvisent des salles de malades, et que les édifices publics qui sont disponibles soient provisoirement convertis en hôpitaux. C'est ainsi qu'au Mans, en 1849, l'ancien évêché a été affecté au service des cholériques, et que l'hôpital général, grâce à cette mesure, a pu être préservé de l'infection.

Dans les hôpitaux de Paris, et principalement à l'hôpital Saint-Antoine (2), on a déjà eu lieu de s'applaudir d'avoir séparé les cholériques des malades ordinaires, attendu que, dans la dernière épidémie, on a constaté une diminution notable dans les cas de choléra déclarés à l'intérieur.

Cette précaution sanitaire serait encore plus efficace, si on pouvait disperser les malades contaminés et ne pas les accumuler en trop grand nombre dans les salles réservées à l'épidémie. De la sorte, on n'exposerait pas ceux que le fléau a faiblement atteints à être empoisonnés tout à fait par l'air vicié qu'ils respirent. Il suffira,

(1) Meyhoffer, Le choléra, son mode de propagation; Nice, 1865.

(2) A l'hôpital Saint-Antoine, en 1865, sur une personnel de 500 à 600 malades, on n'a eu à relater que 28 cas intérieurs.

du reste, de rappeler, si on veut une preuve évidente des fâcheux effets de l'encombrement, qu'en 1854, pendant le choléra de Crimée, la mortalité a été moitié moins considérable parmi les soldats soignés sous la tente, que parmi ceux qui furent traités dans les hôpitaux.

Lorsque le choléra aura été introduit dans une ville, il sera important de prendre sur-le-champ toutes les mesures capables d'en atténuer les effets : les habitations humides, malpropres, devront être séchées et purifiées ; il faudra blanchir les murailles au lait de chaux, et ventiler ensuite le plus longtemps et le plus souvent possible, en ouvrant les portes et les fenêtres. Il conviendra également de placer dans les pièces habitées un vase rempli d'eau chlorurée pour absorber les gaz délétères. Les fosses d'aisances, après avoir été vidées seront désinfectées avec une solution de sulfate de fer ou de chlorure de chaux, et les plombs ou tuyaux en fonte qui servent aux eaux ménagères devront être fréquemment lavés et maintenus hermétiquement bouchés. L'autorité sera appelée à exercer de son côté une active surveillance pour que les excréments, les fumiers, les débris d'animaux ne soient pas, comme il arrive dans les petites localités, déposés dans le voisinage des habitations.

Si, malgré ces précautions, un cas de choléra vient à se déclarer dans une maison, il faudra immédiatement mêler aux évacuations de toute nature une solution de sulfate de fer, et les déposer, s'il est possible, *dans une fosse à part;* on versera en même temps dans les lieux d'aisances, une solution de sulfate de fer ou de phénate de soude de un à plusieurs kilogrammes, suivant la capacité et le contenu de la fosse (1).

(1) Dr Meyhoffer, *loc. ct.*, p. 36.

La literie et les objets ayant appartenu aux malades devront être détruits, si la position de fortune le permet; sinon, les linges seront immédiatement immergés dans une solution de chlorure de chaux, la paille du lit sera brûlée, et la chambre purifiée par des fumigations sulfureuses.

En cas de décès, les cadavres seront aspergés avec des solutions d'acide phénique ou de toute autre substance chimique efficace, et on aura soin de les enlever, sitôt après la visite du médecin vérificateur, sans attendre le délai légal.

Les précautions *individuelles*, en temps de choléra, ne sont pas moins importantes. Aucune modification ne pourra être apportée au régime habituel, si ce régime est suffisamment tonique, car un changement trop brusque dans le genre de vie pourrait occasionner un dérangement de l'appareil digestif. Il faudra, autant que possible, manger des viandes rôties pas trop grasses, ainsi que des poissons frais d'une digestion facile; on s'abstiendra des poissons fumés, des pâtisseries lourdes; on n'usera que très-rarement de charcuterie ; on évitera les légumes flatulents, les légumes aqueux, les fruits crus et acides, et tous ceux de mauvaise qualité. Enfin, chacun devra étudier son estomac, et exclure de son régime tout ce qui pourrait troubler le travail digestif.

Le choix des boissons exige une égale circonspection. Il faudra éviter de prendre des boissons glacées pendant qu'on sera en transpiration; le vin de Bordeaux ou de Bourgogne, en quantité raisonnable, mélangé avec une eau gazeuse, sera une excellente boisson; mais on devra faire un usage très-modéré des infusions stimulantes diaphorétiques (thé, menthe), et s'abstenir complétement des liqueurs fermentées, et des composés alcooliques, dont on n'a pas l'habitude.

Pour se garantir contre les refroidissements, on se tiendra les pieds chauds à l'aide de bas de laine, et on appliquera sur le ventre une ceinture de flanelle pour protéger les viscères abdominaux des transitions atmosphériques.

On évitera également les fatigues, les veilles, les excès vénériens, les émotions vives, et toutes les causes perturbatrices du système nerveux.

En observant fidèlement ces préceptes on pourra vivre dans une complète tranquillité d'esprit, et vaquer à ses travaux habituels sans redouter les atteintes du fléau.

A. Parent. imprimeur de la Faculté de Médecine, rue Mr-le-Prince, 31.

www.ingramcontent.com/pod-product-compliance
Ingram Content Group UK Ltd.
Pitfield, Milton Keynes, MK11 3LW, UK
UKHW020407220726
13923UKWH00004B/1799